Asha Patel

Exploração da regressão por mínimos quadrados parciais em nanoemulsão

Asha Patel

Exploração da regressão por mínimos quadrados parciais em nanoemulsão

ScienciaScripts

Imprint

Any brand names and product names mentioned in this book are subject to trademark, brand or patent protection and are trademarks or registered trademarks of their respective holders. The use of brand names, product names, common names, trade names, product descriptions etc. even without a particular marking in this work is in no way to be construed to mean that such names may be regarded as unrestricted in respect of trademark and brand protection legislation and could thus be used by anyone.

Cover image: www.ingimage.com

This book is a translation from the original published under ISBN 978-3-659-87682-0.

Publisher:
Sciencia Scripts
is a trademark of
Dodo Books Indian Ocean Ltd. and OmniScriptum S.R.L publishing group

120 High Road, East Finchley, London, N2 9ED, United Kingdom
Str. Armeneasca 28/1, office 1, Chisinau MD-2012, Republic of Moldova, Europe
Managing Directors: Ieva Konstantinova, Victoria Ursu
info@omniscriptum.com

Printed at: see last page
ISBN: 978-620-8-61561-1

Índice:

Título

Exploração da qualidade pelo design e da análise de regressão por mínimos quadrados parciais no desenvolvimento de medicamentos em nanoemulsão

Asha Patel

Instituto de Farmácia e Investigação de Parul, Vadodara, Gujarat, Índia

Autor correspondente:

Dr. Asha Patel-

Professor Associado,

Instituto de Farmácia e Investigação de Parul, Vadodara, Gujarat, Índia

E:ashaben.patel@paruluniversity.ac.inpatelasha1405@gmail.com

Contacto n: +91-9974727956

Capítulo 1

1 Resumo:

A Boswellia serrata contém ácidos boswelicos. É um fármaco altamente lipofílico e, por conseguinte, apresenta uma menor biodisponibilidade se for formulado numa forma de dosagem convencional. *A Boswellia serrata* contém seis tipos de ácidos boswélicos (BAs) [ácido 11-ceto-P-boswélico (KBA), ácido acetil-11-ceto-P-boswélico (AKBA), ácido p-boswélico (PBA), ácido acetil-p-boswélico (ApBA), ácido a-boswélico (aBA) e ácido acetil-a-boswélico (AaBA)]. É utilizado para o tratamento de doenças inflamatórias através da inibição da 5-lipoxigenase (5-LO). A administração tópica do extrato de Boswellia serratta (BSE) através da pele para manter o efeito local. Neste contexto, os transportadores coloidais nanométricos têm sido objeto de um interesse generalizado por terem uma elevada capacidade de solubilização de fármacos lipofílicos. A facilidade de preparação e o tamanho reduzido das gotículas de emulsão influenciam a sua distribuição no alvo. Assim, a penetração do fármaco na pele é melhorada. Mais recentemente, tem havido uma atenção crescente à utilidade da nanoemulsão como formulações à base de lípidos compostas por misturas isotrópicas de óleos naturais ou sintéticos com tensioactivos lipofílicos ou hidrofílicos e co-surfactante/cosolvente para formar uma nanoemulsão o/w. Normalmente, estas formulações são desenvolvidas por tentativa e erro, selecionando a proporção dos componentes na região NE do diagrama de fases pseudo-ternário. Uma vez que a nanoemulsão só pode ser desenvolvida para um conjunto de componentes. Inicialmente, foi utilizado o desenho em rede Simplex para investigar a proporção óptima de componentes, a fim de determinar a existência de nanoemulsão. Em seguida, foi aplicada a análise de regressão de mínimos quadrados parciais para realçar o papel dos componentes da nanoemulsão. Nesta perspetiva, a taxa de permeação do fármaco e o tamanho das gotículas foram modelados em função da composição percentual da mistura. A análise multivariada das variáveis independentes críticas da formulação do projeto experimental estabelece a relação entre as variáveis e também avalia o impacto dos atributos do produto na capacidade de fabrico e nas caraterísticas críticas de qualidade do produto final. A otimização simultânea de múltiplas variáveis independentes pode ser realizada de forma gráfica ou numérica.

As nanoemulsões, como veículo tópico, oferecem vantagens significativas, incluindo baixa irritação cutânea, maior capacidade de permeação devido ao tamanho das nano gotículas e elevada capacidade de carregamento de fármacos, mas a baixa viscosidade limita a sua aplicação tópica. O agente espessante hidrogel altera as propriedades viscosas das nanoemulsões, tornando-as adequadas para administração tópica. Muitos princípios activos à base de plantas foram incorporados em nanoemulsão para administração transdérmica, mas os ácidos boswelicos não foram avaliados em veículo de nanoemulsão. No entanto, foram desenvolvidas novas nanopartículas de ácidos boswélicos para a morte de células do cancro da próstata. e 3 nanomicelas poliméricas carregadas com ácido acetil-11 ceto-B boswélico aumentaram significativamente a atividade anti-inflamatória e anti-artrítica tópica.

Assim, a presente investigação tem como objetivo otimizar a fórmula das nanoemulsões utilizando a técnica de análise multivariada de dados e avaliar os efeitos do hidrogel à base de nanoemulsão de ácidos boswelicos, que produzem um efeito anti-inflamatório significativo em ratos utilizando o modelo de edema da pata de rato induzido por carragenina.

Palavras chave:

Qualidade desde a conceção, regressão por mínimos quadrados parciais, Nanoemusão

Capítulo 2

2 Introdução:

As emulsões têm sido utilizadas há séculos em vários domínios da indústria farmacêutica, cosmética, agrícola, alimentar, de tintas e rodoviária. Os fabricantes de produtos farmacêuticos e cosméticos mostraram recentemente uma preferência crescente por produtos multifuncionais nos quais podem ser incorporados diferentes agentes activos e por sistemas de administração controlada de medicamentos que diminuem a frequência de utilização (aumentando assim a adesão dos pacientes) e podem diminuir os efeitos secundários ou a toxicidade devido a um menor teor de agente ativo.

Em farmácia e medicina, são formuladas para as principais vias de administração: dermatológica (tópica), oral e parentérica. Embora as emulsões tenham várias vantagens sobre outras formas de dosagem (muitas vezes melhoram a biodisponibilidade e/ou reduzem os efeitos secundários), não são utilizadas tão extensivamente como outras formas de dosagem (principalmente orais e parenterais) devido à instabilidade da emulsão, que resulta em perfis imprevisíveis de libertação do fármaco e, possivelmente, em toxicidade. Por conseguinte, uma das tarefas mais importantes é garantir a estabilidade cinética destes sistemas. Para além da estabilidade, as emulsões utilizadas nas indústrias cosmética e farmacêutica também têm de satisfazer outros requisitos, por exemplo, a consistência adequada e a segurança dos ingredientes.

Nas últimas duas décadas, a nanotecnologia tem vindo a desenvolver-se rapidamente como um dos campos de investigação mais promissores e atractivos. A tecnologia oferece o potencial para melhorar significativamente a solubilidade e a biodisponibilidade de muitos medicamentos [Y. Yuan, et.al, 2008]. As emulsões com gotículas de dimensão nanométrica (normalmente na gama de 20-200 nm) são sistemas transparentes ou translúcidos e são também frequentemente designadas por mini-emulsões. Nos domínios farmacêuticos, o interesse pelas nanoemulsões (NE) está a aumentar, pelo que são aplicadas em várias vias de administração. Por outro lado, estão também a ser desenvolvidos géis à base de nanoemulsão para administração tópica de medicamentos. Foi relatado que aumentam significativamente a permeação de fármacos em comparação com soluções, géis ou formulações em creme.

Estruturalmente, as nanoemulsões dividem-se em sistemas óleo em água (o/w), água em óleo (w/o) e bicontínuos. Na nanoemulsão água-em-água, as gotículas de água são dispersas na fase oleosa contínua, enquanto a nanoemulsão água-em-óleo é formada quando as gotículas de óleo são dispersas na fase aquosa contínua. Nos sistemas bicontínuos, as quantidades de água e óleo são semelhantes (Fig. I). Nos três tipos de nanoemulsões, a interface é estabilizada por uma combinação adequada de tensioactivos e/ou co-surfactantes. A mistura de óleo, água e tensioactivos é capaz de formar uma grande variedade de estruturas e fases, dependendo das proporções dos componentes. Uma película de tensioativo flexível permite a existência de várias estruturas diferentes, como gotículas, agregados e estruturas bicontínuas, alargando assim a gama de existência da nanoemulsão. Uma película tensioactiva muito rígida não permitirá a existência de estruturas bicontínuas, o que impedirá a sua existência.

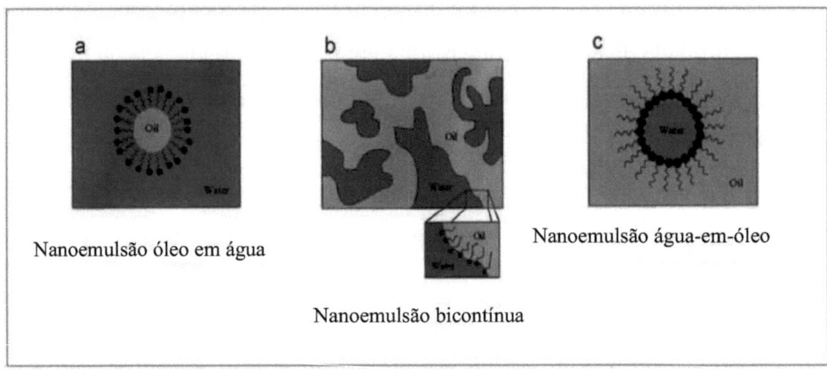

Figura 1: Representação esquemática das três estruturas de nanoemulsão mais comuns: (a) nanoemulsão óleo em água, (b) nanoemulsão bicontínua e (c) nanoemulsão água em óleo.

Em 1947, Winsor desenvolveu uma abordagem para classificar os sistemas de equilíbrio constituídos por misturas de água, óleo e tensioactivos (Fig. II). As quatro categorias são:

A) Tipo I: nanoemulsão o/w em equilíbrio com excesso de óleo;

B) Tipo II: nanoemulsão sem água em equilíbrio com excesso de água;

C) Tipo III: estrutura bicontínua em equilíbrio com óleo e água;

D) Tipo IV: nanoemulsão monofásica (o/w ou w/o) sem excesso de óleo ou água.

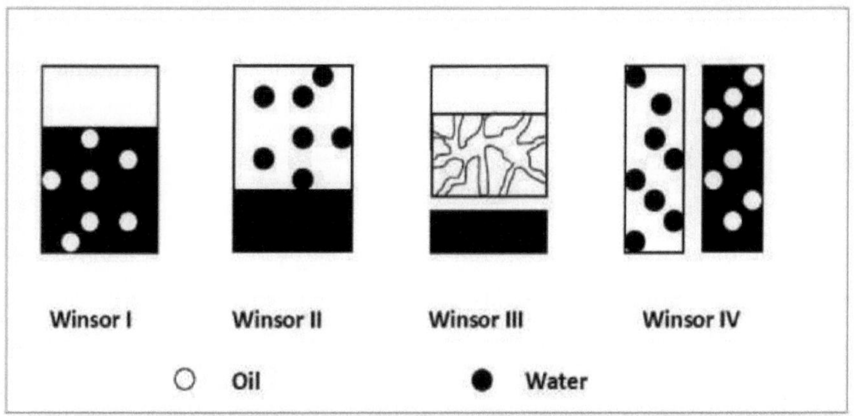

Figura 2 Estruturas mistas óleo-surfactante-água, tal como definidas por Winsor

No domínio dos nanomateriais, as nanoemulsões são muito promissoras como dispersões úteis de gotículas nanométricas deformáveis que podem ter propriedades de fluxo que vão do líquido ao altamente sólido e propriedades ópticas que vão do opaco ao quase transparente. As nanoemulsões desempenharão um papel cada vez mais importante a nível comercial, uma vez que podem ser formuladas utilizando uma quantidade de tensioativo significativamente inferior à necessária para as fases de microemulsão liotrópica nanoestruturada. As nanoemulsões não se formam espontaneamente; é necessário aplicar um cisalhamento externo para romper as gotículas maiores em gotículas mais pequenas. Em comparação com as fases de microemulsão, sabe-se relativamente pouco sobre a criação e o controlo de nanoemulsões. Isto deve-se principalmente ao facto de ser necessário aplicar um cisalhamento extremo, muito para além do alcance dos dispositivos de mistura normais, para ultrapassar os efeitos da tensão superficial e romper as gotículas para o regime nanométrico. [T.G. mason et.al, 2006]

As nanoemulsões só têm sido estudadas nas últimas décadas pelas seguintes razões: i) a preparação de uma nanoemulsão requer técnicas especiais, como o homogeneizador de alta pressão e os ultra-sons, sendo por vezes muito dispendiosa; ii) falta de compreensão do mecanismo de produção de gotículas submicrónicas e do papel do tensioativo e do co-surfactante; iii)

falta de compreensão da química interfacial; iv) falta de conhecimento sobre o amadurecimento de Ostwald, que é o problema de estabilidade mais frequente das nanoemulsões [T. Tadros et.al, 2004].

Técnicas de preparação de nanoemulsões.

Estudo do diagrama de fases (método de titulação com água)

A construção de diagramas de fase é morosa, particularmente quando o objetivo é delinear com precisão uma fronteira de fase, uma vez que o tempo necessário para que o sistema atinja o equilíbrio pode aumentar consideravelmente à medida que a fronteira de fase se aproxima. O procedimento mais frequentemente utilizado consiste em preparar uma série de composições (pseudo) binárias e titular com o terceiro componente, avaliando a mistura após cada adição.

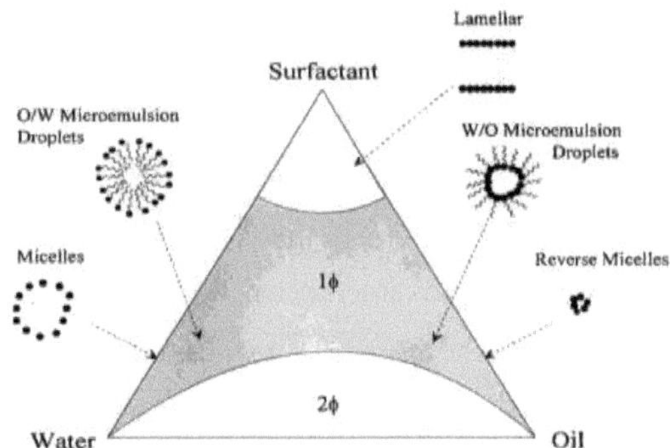

Figura 3 Um diagrama de fases pseudo-ternário hipotético composto por óleo, água e um sistema tensioativo.

Técnicas avançadas de preparação de nanoemulsões:

Homogeneização a alta velocidade/pressão

Esta técnica utiliza um homogeneizador de alta velocidade/pressão/ homogeneizador de pistão para produzir nanoemulsões de tamanho de partícula extremamente baixo (até 1 nm). Durante este processo, são aplicadas várias forças, como o cisalhamento hidráulico, a turbulência intensa e a cavitação. Estas forças actuam em conjunto para produzir nanoemulsões com um tamanho de gotícula extremamente pequeno. As emulsões foram conformadas por duas fases: uma aquosa e outra orgânica. O produto resultante pode ser submetido a uma nova homogeneização a alta pressão até se obter uma nanoemulsão com o tamanho de gotícula e o índice de polidispersão desejados. A produção de gotículas pequenas (submicrónicas) requer a aplicação de energia elevada. Vários procedimentos podem ser aplicados para aumentar a eficiência da emulsificação na produção de nanoemulsões. A emulsão é preferencialmente preparada com uma elevada fração de volume da fase dispersa e diluída posteriormente com fluido fisiológico.

Microfluidização

A microfluidização é uma tecnologia de mistura patenteada, que utiliza um dispositivo chamado microfluidificador. Este dispositivo utiliza uma bomba de deslocamento positivo de alta pressão (500 - 20.000 psi), que força o produto através da câmara de interação, constituída por pequenos canais chamados "microcanais". O produto flui através dos micro-canais para uma área de impacto, resultando em partículas muito finas de gama submicrónica. As duas soluções (fase aquosa e fase oleosa) são combinadas e processadas num homogeneizador em linha para produzir uma emulsão grosseira. A emulsão grosseira é introduzida num microfluidificador onde é processada para obter uma nanoemulsão estável. A homogeneização a alta pressão e a microfluidização podem ser utilizadas para o fabrico de nanoemulsões à escala laboratorial e industrial, enquanto a emulsificação ultra-sónica é utilizada principalmente à escala laboratorial.

Técnica de temperatura de inversão de fase

A formulação de nanoemulsões pelo método da temperatura de inversão de fase mostrou uma relação entre o tamanho mínimo das gotículas e a solubilização completa do óleo. Devido ao seu pequeno tamanho de gotícula, as nanoemulsões possuem estabilidade contra a sedimentação ou a formação de cremes. O método da temperatura de inversão de fase (PIT) utiliza a solubilidade dependente da temperatura de tensioactivos não iónicos, tais como tensioactivos polietilados, para modificar as suas afinidades para a água e o óleo em função da temperatura. Observou-se que os tensioactivos polietoxilados tendem a tornar-se lipofílicos com o aquecimento devido à desidratação dos grupos polioxietileno. Este fenómeno constitui a base do fabrico de nanoemulsões pelo método PIT.

Método de deslocamento de solvente

O método de deslocamento de solventes para o fabrico espontâneo de nanoemulsões foi adotado a partir do método de nano-precipitação utilizado para nanopartículas poliméricas. Neste método, a fase oleosa é dissolvida em solventes orgânicos miscíveis com água, como a acetona, o etanol e a etilmetilcetona. A fase orgânica é vertida numa fase aquosa contendo tensioativo para produzir uma nanoemulsão espontânea através de uma rápida difusão do solvente orgânico. O solvente orgânico é removido da nanoemulsão. Este método pode produzir nanoemulsões à temperatura ambiente e requer uma simples agitação para o fabrico.

Método de composição por inversão de fases

Utilizando o método de auto-nanoemulsificação, nanoemulsões à temperatura ambiente sem utilização de qualquer solvente orgânico e calor. As nanoemulsões cineticamente estáveis com gotículas de pequenas dimensões (~50 nm) podem ser geradas pela adição gradual de água a uma solução de tensioativo em óleo, com agitação suave e a temperatura constante. A nanoemulsificação espontânea tem sido relacionada com as transições de fase durante o processo de emulsificação e envolve fases cristalinas líquidas lamelares ou microemulsão bicontínua do tipo D durante o processo. As nanoemulsões obtidas a partir do processo de nanoemulsificação espontânea não são termodinamicamente estáveis, embora possam ter uma energia cinética elevada e uma estabilidade coloidal a longo prazo

Caracterização de nanoemulsões:

As nanoemulsões têm algumas propriedades físicas interessantes, caracterizadas através de dispersão dinâmica da luz, dispersão de raios X ou de neutrões, microscopia de força atómica ou microscopia crioelectrónica.

Morfologia das nanoemulsões

A morfologia das nanoemulsões pode ser determinada por microscopia eletrónica de transmissão (TEM) e microscopia eletrónica de varrimento (SEM). O

SEM fornece uma imagem tridimensional dos glóbulos. Uma boa análise da morfologia da superfície da fase dispersa é obtida através do MEV. No TEM, obtêm-se imagens de maior resolução da fase dispersa. A amostra é corada negativamente com uma solução aquosa a 1% de ácido fosfotúngstico ou com uma grelha microscópica revestida de carbono utilizando uma micropipeta e a amostra é examinada no microscópio eletrónico de transmissão (Tóquio, Japão) a 80 kV.

Tamanho da gota, polidispersão e potencial zeta

A dispersão dinâmica da luz, que é referida como Espectroscopia de Correlação de Fotões (PCS), é utilizada para analisar as flutuações na intensidade da dispersão por gotículas/partículas devido ao movimento browniano. O tamanho das gotículas da nanoemulsão, a polidispersidade e o potencial zeta podem ser avaliados por PCS utilizando um analisador de tamanho de partículas. Este instrumento também mede o índice de polidispersidade, que é uma medida da amplitude da distribuição do tamanho derivada da análise cumulativa da dispersão dinâmica da luz. O índice de polidispersão indica a qualidade ou homogeneidade da dispersão [X. Li et.al, 2001].

Viscosidade

A viscosidade das nanoemulsões é uma função dos componentes tensioativo, água e óleo e das suas concentrações. O aumento do teor de água diminui a viscosidade, enquanto a diminuição da quantidade de tensioativo e co-surfactante aumenta a tensão interfacial entre a água e o óleo, resultando num aumento da viscosidade. A viscosidade é muito importante para a estabilidade e a libertação eficaz do fármaco. As formulações de transportadores de nanoemulsão são basicamente óleo em água e, por isso, para além de serem menos gordurosas do que as formulações de água em óleo, possuem frequentemente viscosidades aparentes mais baixas.

Estabilidade termodinâmica

O aspeto físico de uma nanoemulsão pode assemelhar-se ao de uma microemulsão, na medida em que ambos os sistemas podem ser transparentes e de baixa viscosidade. No entanto, existe uma diferença essencial entre os dois sistemas: Uma nanoemulsão é, na melhor das hipóteses, cineticamente estável, enquanto a microemulsão é termodinamicamente estável [S. Shafiq et.al, 2007]. As nanoemulsões, devido ao tamanho reduzido das suas gotículas, possuem uma maior estabilidade contra a sedimentação ou a formação de cremes do que as microemulsões [S. Amselem et.al, 1998]. Os dois sistemas são muito diferentes, uma vez que as nanoemulsões são formadas por cisalhamento mecânico e as fases de microemulsão são formadas por auto-montagem.

Aplicações das nanoemulsões

As nanoemulsões têm atraído grande atenção na investigação, na conceção de formas de dosagem e na farmacoterapia, uma vez que as nanoemulsões são misturas isotrópicas claras, estáveis e funcionais de óleo, água e tensioativo. Estes sistemas são atualmente de interesse para o cientista farmacêutico devido ao seu potencial considerável para atuar como veículos de administração de medicamentos, incorporando uma vasta gama de moléculas de medicamentos e bioactivos. A capacidade das nanoemulsões para dissolver grandes quantidades de hidrofóbicos, juntamente com a sua compatibilidade mútua e a capacidade de proteger os fármacos da hidrólise e da degradação enzimática tornam-nas veículos ideais. [Anthony A. et. al., 2011] As nanoemulsões, como ferramenta de administração de fármacos, apresentam propriedades favoráveis, como estabilidade termodinâmica (longa vida útil), fácil formação (tensão interfacial zero e formação quase espontânea), isotropia ótica, capacidade de esterilização por filtração, elevada área de superfície (elevada capacidade de solubilização) e tamanho de gotícula muito pequeno. As gotículas pequenas também proporcionam uma melhor aderência às membranas e transportam as moléculas do fármaco de forma controlada. As gotículas nanométricas têm rácios de superfície/volume muito elevados, capazes de solubilizar eficazmente o fármaco. O fármaco é libertado de uma forma mais reprodutível, que se tornará menos dependente da fisiologia GI e do estado de alimentação/jejum do doente. As nanoemulsões são fáceis de administrar a crianças e a pessoas que têm dificuldade em engolir formas de dosagem orais sólidas. Além disso, as nanoemulsões foram concebidas para administrar fármacos por várias vias de administração, como a intravenosa, a oral, a tópica e a ocular, de acordo com as necessidades terapêuticas [H. Sasaki,2004; K. K.

Singh,2008].

Nanoemulsões para administração transdérmica

A administração de fármacos através da pele tem suscitado um interesse considerável, o que é conveniente para uma série de condições clínicas. [C. C. Muller-Goymann 2004; P. K. Gaur 2009]. Oferece a vantagem de uma administração controlada de medicamentos em estado estacionário durante um período de tempo alargado, sendo também possível a autoadministração, o que pode não ser o caso com a via parentérica. A sua natureza transparente e a sua fluidez conferem às nanoemulsões uma sensação agradável na pele. Para melhorar a farmacocinética e o direcionamento do fármaco, é necessário ultrapassar as barreiras primárias da pele. As nanoemulsões são capazes de penetrar nos poros da pele e atingir a circulação sistémica, sendo assim canalizadas para uma administração eficaz. Também é considerada uma técnica promissora com muitas vantagens, incluindo alta estabilidade de armazenamento, baixo custo de preparação, estabilidade termodinâmica, ausência de solventes orgânicos e boa viabilidade de produção.

Nanoemulsões na administração oral de medicamentos

Trata-se de uma das vias mais comuns e eficazes de administração de fármacos, normalmente adoptada para activos com baixa solubilidade e fraca biodisponibilidade. A sua capacidade de dissolver grandes quantidades de hidrofóbicos, juntamente com a sua compatibilidade mútua e a capacidade de proteger os fármacos da hidrólise e da degradação enzimática, tornam as nanoemulsões veículos ideais para efeitos de transporte linfático. Além disso, a ausência de floculação, sedimentação e formação de cremes, combinada com uma grande área de superfície e energia livre, oferece vantagens óbvias sobre as emulsões de tamanho de partícula maior, para esta via de administração [T. P. U. Ravi et.al, 2011]. A sua área interfacial muito grande influencia positivamente o transporte do fármaco e a sua administração. Também tornaram reprodutíveis os perfis de concentração plasmática e a biodisponibilidade dos fármacos.

QUALIDADE DESDE A CONCEPÇÃO - CONCEITO PARA O DESENVOLVIMENTO DE MEDICAMENTOS

A qualidade desde a conceção é uma parte essencial da abordagem moderna da qualidade farmacêutica. A Qualidade na Conceção (QbD) tornou-se um novo conceito para o desenvolvimento de produtos farmacêuticos de qualidade, é uma parte essencial da abordagem moderna da qualidade farmacêutica e a QbD é a melhor solução para criar qualidade em todos os produtos farmacêuticos. É importante reconhecer que a qualidade não pode ser testada nos produtos, ou seja, a qualidade deve ser incorporada num produto através da conceção. De acordo com o ICH Q8, o QbD é definido como "Uma abordagem sistemática ao desenvolvimento que começa com objectivos predefinidos e enfatiza a compreensão do produto e do processo e o controlo do processo, com base numa ciência sólida e na gestão do risco de qualidade" [US Food and Drug Administration ICH Q8 (R1) 2006]. Isto leva a reconhecer o impacto das matérias-primas (CMA, CPP) nos CQAs e a identificar e controlar as fontes de variabilidade. O QbD é uma ideia inovadora que oferece ao fabricante de produtos farmacêuticos uma maior flexibilidade auto-regulada, mantendo simultaneamente normas de qualidade rigorosas e a libertação do medicamento em tempo real. Também permite comparar a qualidade do produto através de ensaios do produto final com a qualidade do produto através da Qualidade na Conceção. Os conceitos de QbD estão em conformidade com os princípios das diretrizes ICH Q8, Q9 e Q10. A ICH Q8 Desenvolvimento Farmacêutico, juntamente com a ICH Q9, Gestão do Risco da Qualidade, e a ICH Q10, Sistemas de Qualidade Farmacêutica, indicam como a qualidade desde a conceção actua para garantir a qualidade do medicamento.

A Qualidade desde a Conceção (QbD) é uma abordagem sistemática ao desenvolvimento farmacêutico que começa com objectivos predefinidos e dá ênfase à compreensão do produto e do processo e ao controlo do processo, com base em dados científicos sólidos e na avaliação da redução dos riscos para a qualidade. Significa conceber e desenvolver formulações e processos de fabrico para garantir uma qualidade predefinida. Assim, o QbD requer a compreensão da forma como as variáveis da formulação e do processo influenciam a qualidade do produto.

Importância do QbD no desenvolvimento de produtos

A QbD como, estabelecimento do perfil do produto-alvo que elabora o objetivo para a QbD em termos quantitativos, identificação e estabelecimento da ligação mecanicista entre os atributos críticos do material e os parâmetros críticos do processo e determinação da estratégia de controlo para a implementação incremental dos elementos da QbD no processo correspondente dentro do espaço de conceção proporcionam flexibilidade regulamentar para operar dentro do espaço de conceção dos requisitos regulamentares. A aplicação do QbD ajuda a determinar as especificações das matérias-primas, a desenvolver estratégias de controlo para atenuar os riscos e a reduzir os ensaios de controlo da qualidade. O princípio de QbD facilita o desenvolvimento de produtos de qualidade e a sua avaliação ao longo do seu ciclo de vida e, em última análise, resulta numa maior adesão dos doentes.

Análise de dados multivariados

A análise de dados multivariados (MVDA) é uma forma de estatística que ajuda a compreender as relações entre variáveis, observações e a sua relevância entre si, utilizando a análise de componentes principais (PCA), bem como as relações entre variáveis independentes e respostas, utilizando os mínimos quadrados parciais (PLS). Quando associados ao conhecimento do processo e à compreensão da criticidade, os modelos PLS e /PCA podem ser utilizados para construir gráficos de controlo estatístico multivariados do processo (MSPC), a fim de identificar desvios do comportamento pretendido. A criticidade é determinada pela avaliação da magnitude do impacto que uma variável (parâmetro/atributo de material) tem numa resposta (CQA). Por conseguinte, é necessário compreender a relação entre o parâmetro e a CQA. O MVDA utiliza algoritmos estabelecidos para criar modelos lineares que incluem uma função de aproximação e um nível de ruído concomitante. Os modelos MVDA são concebidos para avaliar e garantir que a progressão do produto está a evoluir dentro do espaço de conceção definido durante o processamento, produzindo assim, em última análise, material que satisfaz atributos de qualidade críticos predefinidos. Com esta metodologia, os parâmetros do processo são resumidos por algumas variáveis críticas ("scores") em vez de um vasto número de parâmetros individuais do processo com significado limitado.

Desenvolvimento de um produto de nanoemulsão utilizando uma abordagem de dados multivariados

Mais recentemente, tem havido uma atenção crescente à utilidade da nanoemulsão como formulações à base de lípidos compostas por misturas isotrópicas de óleos naturais ou sintéticos com tensioactivos lipofílicos ou hidrofílicos e co-surfactante/cosolvente para formar uma nanoemulsão o/w. Normalmente, estas formulações são desenvolvidas por tentativa e erro, alterando uma variável de cada vez. Através desta abordagem convencional, é possível desenvolver a formulação com caraterísticas específicas; no entanto, é difícil obter a verdadeira composição percentual óptima. Esta metodologia requer um grande número de experiências para selecionar os excipientes e também para analisar o efeito dos excipientes nas caraterísticas das formulações. A integração da qualidade pelo design e da otimização multivariada é uma abordagem eficiente, estratégica, assistida por computador, sistemática e integrada para o desenvolvimento cuidadoso da formulação com menos experiências e menos tempo. Facilita uma compreensão aprofundada dos atributos críticos do material e converte o espaço de conhecimento no espaço de conceção para garantir os atributos de qualidade críticos desejados. A análise multivariada das variáveis independentes críticas da formulação a partir da conceção experimental estabelece a relação entre as variáveis e também avalia o impacto dos atributos do material nas caraterísticas críticas de qualidade do produto final.

A utilização de ferramentas quimiométricas é hoje em dia favorecida pela investigação recente que envolve variáveis estratégicas controláveis e/ou fáceis de medir (factores) para explicar, regular ou prever o comportamento de outras variáveis (respostas) [Herv'e Abdi Lewis-Beck M, 2003] Quando os factores são poucos em número, não são significativamente redundantes (colineares) e têm uma relação bem compreendida com as respostas, então a regressão linear múltipla (RLM) pode ser uma boa forma de transformar dados em informação. Um modelo de mínimos quadrados parciais (PLS) é constituído por uma parte estrutural, que reflecte as relações entre as variáveis latentes (derivadas das variáveis independentes) e uma componente de medição. [Randall D. Tobias, 2008]

Os mínimos quadrados parciais (PLS) são um método para construir modelos de previsão quando os factores são muitos e altamente colineares. Note-se que a tónica é colocada na previsão das respostas e não necessariamente na tentativa de compreender a relação subjacente entre as variáveis. Por exemplo, o PLS não é normalmente adequado para excluir factores que têm um efeito negligenciável na resposta. No entanto, quando a previsão é o objetivo e não há necessidade prática de limitar o número de factores medidos, o PLS pode ser uma ferramenta útil. Nos mínimos quadrados parciais, as pontuações X e Y são escolhidas de modo a que a relação entre dois pares sucessivos de pontuações seja tão forte quanto possível. Em princípio, isto é como uma forma robusta de análise de redundância, procurando direcções no espaço dos factores que estão associadas a uma elevada variação nas respostas, mas orientando-as para direcções que são previstas com precisão.

PAPEL DA NDDS NO DESENVOLVIMENTO DE PRODUTOS À BASE DE PLANTAS

Na investigação da fito-formulação, o desenvolvimento de formas de dosagem nanométricas para medicamentos à base de plantas resulta no aumento da solubilidade, biodisponibilidade, proteção contra a toxicidade, aumento da atividade farmacológica, aumento da estabilidade, melhoria da distribuição dos macrófagos nos tecidos. Assim, os novos sistemas nanométricos de administração de medicamentos à base de plantas têm potencial para aumentar a atividade e ultrapassar os problemas associados aos medicamentos vegetais. A solubilidade lipídica e o tamanho molecular são os principais factores limitantes para que as moléculas de fármacos atravessem a membrana biológica e sejam absorvidas sistemicamente após a administração oral e tópica de nanoemulsão. Vários extractos de plantas e fitomoléculas, apesar de terem uma excelente bioatividade in vitro, demonstram pouca ou nenhuma ação in vivo devido à sua fraca solubilidade lipídica ou a um tamanho molecular inadequado, ou a ambos, o que resulta numa fraca absorção e biodisponibilidade. Os extractos de plantas normalizados ou principalmente os fitoconstituintes polares, como os flavonóides, terpenóides, taninos e xantinas, quando administrados através de um novo sistema de administração de fármacos, apresentam um perfil de absorção muito melhor, o que lhes permite atravessar a membrana biológica, resultando numa maior biodisponibilidade. Assim, uma maior quantidade de constituinte ativo fica presente no local de ação (fígado, cérebro, coração, rins, etc.) com uma dose semelhante ou inferior à do extrato de planta ou fitomolécula convencional. Assim, a ação terapêutica é reforçada, mais detetável e prolongada. Vários fitoconstituintes de excelente qualidade foram administrados com êxito utilizando NDDS. Por conseguinte, existe um grande potencial no desenvolvimento de novos sistemas de administração de medicamentos para os activos e extractos de plantas. [Ajazuddin, S. Saraf et.al, 2010]

O extrato de resina de goma *de Boswellia serratta* é um remédio popular na medicina ayurvédica. É amplamente utilizado pelos pacientes e recomendado pelos médicos para o tratamento suplementar de várias doenças inflamatórias, como a artrite reumatoide, a doença de Crohn, a colite ulcerosa e a doença inflamatória intestinal. Vários ensaios clínicos piloto sugerem efeitos terapêuticos benéficos promissores sem efeitos secundários graves a longo prazo. O extrato alcoólico de Boswellia serratta foi comercializado na Índia em 1982 como SHALLAKI, sem qualquer relato de efeitos adversos. A cápsula Wokvel™ é comercializada pela Pharmanza (Índia), contendo 333 mg de extrato de *Boswellia serratta* em cada cápsula (Sharma et.al, 2004). Vários outros produtos comercializados, como o creme de Boswellia da GuFic Pvt. Ltd., WINDHAWK™, Loxin, etc., também estão disponíveis para o tratamento da inflamação.

Atualmente, estão a ser utilizados vários sistemas de administração de fármacos em fase semi-sólida, líquida e sólida para o tratamento de doenças inflamatórias. Estes sistemas convencionais de administração de fármacos apresentam grandes problemas no que respeita à sua funcionalidade e eficácia terapêutica. Enquanto várias formas de dosagem contendo fármacos sintéticos estão a ser utilizadas na gestão de tais doenças com efeitos adversos graves, os fármacos à base de plantas têm um enorme efeito na doença crónica, que deve ser explorado através de um novo sistema de administração de fármacos de valor acrescentado, uma vez que não foi relatado nenhum trabalho de investigação sobre a microemulsão para o aumento da biodisponibilidade do extrato de ervas *Boswellia serrata* contendo um sistema de administração de fármacos como o conceito aqui elaborado. O resultado deste projeto pode fornecer uma iniciativa e uma faceta importantes para mais investigação no desenvolvimento de uma nanoemulsão herbácea eficiente - um novo sistema de administração de fármacos como forma de dosagem amiga do doente. Alguns tipos de medicamentos à base de plantas, como a curcumina, a silibina, a triptolida, a ampelopsina, a quercetina, a camptotecina, o óleo de Brucea javanica, o óleo de coixenolida e o óleo de Zedoary foram transformados em emulsão [Ajazuddin, S. Saraf et.al, 2010].

O desenvolvimento de novos micro ou nanocarreadores como instrumento terapêutico para os activos e extractos de plantas, a fim de aumentar a biodisponibilidade do medicamento à base de plantas com elevada eficácia terapêutica, sem efeitos secundários e com uma melhor adesão do doente, constituirá uma melhor opção no tratamento de doenças inflamatórias.

Materiais:

O extrato seco de *Boswellia serrata (B. Serratta)* foi oferecido por Pharmanza Herbal Pvt. Ltd., Gujarat, Índia. O óleo de coco e o óleo de cravinho foram adquiridos à S.D Fine chemicals, Mumbai, Índia. O complexo de polietilenoglicol-4 de triglicéridos caprílicos (Labrafac®), o éter monoetílico de dietilenoglicol (Transcutol P®), os macroglicéridos de oleo-iloil EP (Labrafil) e o poligliceril-6-dioleato (Plurol-Oleique®) foram recebidos como amostras de oferta da Gattefosse (Cedex, França). Sasol Imwitor, Acrysol (óleo de rícino hidrogenado) foram fornecidos como amostras gratuitas pela Abitec Corporation, Mumbai, Índia. O ácido oleico, a triacetina e o miristato de isopropilo (IPM) foram adquiridos à SD Fine chemicals, (Mumbai, Índia). O Span 20, o Span 60, o Tween 80 e o Carbopol 940 foram adquiridos à Sigma Aldrich (St. Louis, MO). O metanol para HPLC, o ácido fosfórico e o acetonitrilo foram adquiridos à SD Fine chemicals (Mumbai, Índia). Todos os outros produtos químicos, componentes da solução-tampão e solventes eram de qualidade analítica. A água foi obtida a partir do sistema de purificação de água Milli Q (Millipore, MA).

Método de seleção do excipiente:

O estudo de solubilidade de equilíbrio foi efectuado adicionando uma quantidade

excessiva de extrato *de B. serrata* em 2 ml de vários óleos (Labrafac, ácido oleico, Labrafil, óleo de coco, óleo de cravinho, óleo de amêndoa e Sasol Imwitor), tensioactivos (Tween 80, Span 60, Span 20 e Acrysol) e cosurfactantes (Plurol Oleique e Transcutol P) em frascos com rolha de 5 ml de capacidade, agitados separadamente em vórtice utilizando um misturador Cyclo [CM 101, REMI (ÍNDIA)]. Os frascos foram então mantidos a 25±0,5°C num agitador orbital (CSI- 24 BL, Remi Laboratories, e Ahmadabad, Índia) durante 72 h para atingir o equilíbrio. Depois de atingido o equilíbrio, as amostras supersaturadas foram centrifugadas a 2000 rpm durante 15 minutos para separar a quantidade não dissolvida. Os sobrenadantes obtidos foram quantificados e, em seguida, filtrados através de um filtro de membrana 0.45-µm (Membrane Technologies, (Mumbai, Índia), utilizando um método validado
Método HPLC. (Shimadzu, Tóquio, Japão).

Quantificação dos ácidos boswelicos por HPLC

Foi utilizado um HPLC modelo Shimadzu equipado com uma bomba quaternária LC-10A VP, um detetor UV/VIS programável de comprimento de onda variável, um forno de coluna SPD-10AVP (Shimadzu), um controlador de sistema SCL 10AVP (Shimadzu), um injetor Rheodyne equipado com um circuito 20-µl e os dados foram registados e avaliados utilizando o software Class-VP 5.032. A separação cromatográfica foi efectuada numa coluna C-18 de fase reversa, LiChrospher®100 (5 µm, 250*4,6 mm de diâmetro interno) utilizando uma fase móvel A 200 ml de água + 0,01 % de ácido fosfórico + 800 ml de acetonitrilo e uma fase móvel B 100% Acetonitrilo a um caudal de 1 ml/min com deteção UV a 210nm e 250 nm. A fase móvel foi filtrada através de um filtro de membrana 0.45-µm antes de ser utilizada. A deteção dos picos foi num detetor PDA com um comprimento de onda de 210 nm.

Construção de diagramas de fase e formulação de NE carregado com BAs

Construção de diagramas de fase pseudo-ternários

O miristato de isopropilo foi selecionado como fase oleosa, o Tween 80 foi utilizado como tensioativo e o Transcutol P foi utilizado como co-surfactante na proporção p/p de 1:9, 2:8 e 3:7. Em seguida, 1 g de mistura óleo/mistura de determinada proporção foi titulada com água bidestilada. A amostra foi verificada por observação visual, bem como pela % de transmitância. Se a amostra era uma solução isotrópica e límpida, então era NE, se a amostra era turva ou apresentava separação de fases, não era NE. O ponto de fronteira entre NE e não NE foi determinado e o rácio correspondente foi registado durante a titulação. O diagrama de fases pseudo-estacionário do sistema NE foi construído rotulando os pontos de fronteira registados num gráfico ternário utilizando o software Prosim.

Formulação de um sistema de nanoemulsão carregado com *B. Serrata*

Para preparar a NE carregada com extrato de *B. Serrata*, misturou-se uma quantidade adequada de óleo, tensioativo e co-surfactante de acordo com a região de nanoemulsão obtida nos diagramas de fase (fig. 2) e equilibrou-se com uma ligeira agitação em vórtice para obter o concentrado inicial. Em seguida, dissolveu-se uma quantidade adequada de extrato *de B. serrata* (133,2 mg) na fase oleosa, seguida da adição de Smix para preparar o pré-concentrado inicial. A mistura foi misturada utilizando um homogeneizador de alta velocidade a 6000 RPM até 10 min. [IKA Pvt. Ltd, Alemanha], uma vez que o extrato era de natureza resinosa. Foi adicionada água gota a gota até se formar uma nanoemulsão.

Preparação de hidrogel à base de NE carregado com BAs

Em geral, a maioria das nanoemulsões possui uma viscosidade muito baixa, o que pode restringir a sua aplicação tópica. Para ultrapassar este problema, o Carbopol 940 foi selecionado como matriz de hidrogel para obter um hidrogel à base de nanoemulsão. Uma quantidade de fármaco que representa 2% w/w da formulação constituída pelo óleo escolhido e Smix foi agitada em vórtex até o fármaco se dissolver completamente. Foi preparada uma fase aquosa de Carbopol 940 dispersando uma quantidade do agente gelificante, equivalente a 1% w/w da formulação em água. Após a hidratação completa do Carbopol em água, o pH da fase aquosa foi ajustado pela adição de trietanolamina. O hidrogel à base de nanoemulsão foi obtido pela adição da fase oleosa ao gel de Carbopol.

Aplicação de técnicas de dados multivariados para a otimização de BAs carregados com NE

A aplicação de técnicas de dados multivariados, designadas por conceção de experiências (DoE) e regressão de mínimos quadrados parciais (PLSR), envolve o conceito de "concepções de mistura" para alterar a composição da mistura e explicar como essas alterações afectarão as propriedades da mistura. A composição percentual das misturas de nanoemulsões foi optimizada utilizando o desenho de mistura em rede Simplex. É representada como três componentes por um triângulo equilátero num espaço bidimensional. Foram selecionadas sete formulações em cada vértice (A, B e C), no ponto intermédio entre os vértices (AB, BC e AC) e a última no ponto central (ABC). A composição percentual de óleo, Smix e água foram selecionadas como variáveis independentes.

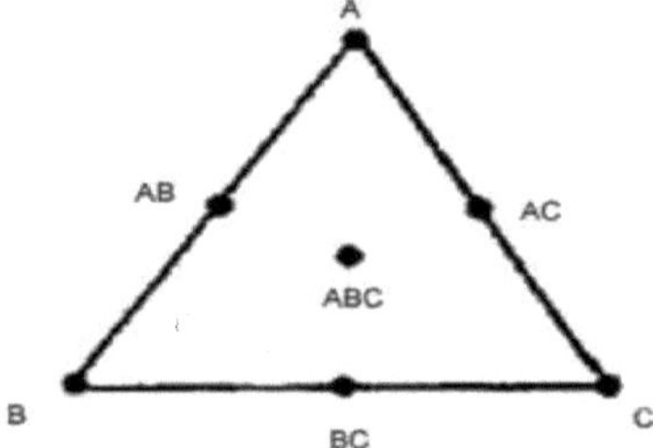

***Figura:** 4 Triângulo equilátero representando a conceção da treliça simplex para três componentes.*

O tamanho médio das gotículas e a permeação cumulativa do fármaco foram escolhidos como respostas. Para a conceção da formulação, as respostas selecionadas para sete formulações foram utilizadas para ajustar equações polinomiais que podem ajudar a prever as propriedades de todas as formulações possíveis dentro do espaço de conceção. As equações foram geradas e os gráficos de contorno foram construídos através do software Design Expert 7.0.1 (Stat-Ease, Inc., Minneapolis, MN). A comparação das respostas observadas e previstas foi efectuada de forma crítica e o erro de previsão percentual foi também calculado em relação às respostas observadas. A partir dos diagramas pseudo-ternários, foram escolhidas gamas adequadas dos componentes e as concentrações reais das variáveis independentes foram transformadas, tendo sido medidos o tamanho das gotículas e a taxa de permeação dos BAs a partir das nanoemulsões desenvolvidas, e os resultados das respostas observadas e previstas são apresentados no Quadro 1

Quadro 1 Valores reais das variáveis geradas, tamanho médio das gotículas e permeação cumulativa de sete formulações diferentes, de acordo com o esquema simplex.

Código da mistura	Valor dos componentes da formulação			Resposta: Y1 Tamanho da gota[nm]		Resposta: Y2 Permeação Qn [$\mu g/cm^2$]		% Erro de previsão	% Erro de predicção
	A	B	C	Resultado experimental	Resultado previsto	Resultado da experiência	Resultado previsto	Y1	Y2
NE-1	8	8	5	23.38±1.98	22.01±2.83	20.95 ±2.54	22.01±2.83	5.85	5.05
NE-2	2	36	5	21.8 ±2.35	22.51± 2.32	20.44 ±1.28	22.51± 2.32	3.25	10.01
NE-3	2	8	20	29.31±3.45	21.59± 3.02	19.48 ±1.54	21.59± 3.02	0.26	10.83
NE-4	4	18	5	12.89±1.25	23.54± 3.80	19.17 ±2.45	23.54± 3.80	8.26	2.27
NE-5	4	8	10	18.48±2.84	22.91± 2.43	23.24±4.01	22.91± 2.43	2.39	1.41
NE-6	2	18	10	15.98±3.21	23.32± 2.74	25.15±1.47	23.32± 2.74	4.59	7.27
NE-7	3	12	7	25.33±2.24	21.99± 2.50	20.48±2.78	21.99± 2.50	13.1	7.37

Onde A = Quantidade de óleo, B = Quantidade de smix, C = Quantidade de água como variáveis independentes. Os dados relativos ao tamanho médio das gotículas (Y1) e à permeação cumulativa (Y2) foram apresentados como média ± DP (n= 3).

Foi efectuada uma otimização adicional utilizando a função de desejabilidade [19]. Em resumo, para uma resposta a ser minimizada, a função de desejabilidade foi definida como:

$$d_i = \frac{Y_{max} - Y_i}{Y_{max} - Y_{min}} \qquad \text{Eq. (1)}$$

Para que uma resposta seja maximizada, a função de desejabilidade foi definida como:

$$d_i = \frac{Y_i - Y_{min}}{Y_{max} - Y_{min}} \qquad \text{Eq. (2)}$$

Os limites foram selecionados para Y1: Ymax = 29,31 nm (maior dimensão da gota) e Ymin = 12,89nm (menor dimensão da gota); Y2: Ymax = 25,15 µg/cm² (maior permeação cumulativa) e Ymin =

19,17 µg/cm² (permeação cumulativa mais baixa). Em seguida, a desejabilidade global (D) foi calculada da seguinte forma:

$$D = (d_1 d_2 \cdots d_k)^{1/k} \quad \text{Eq. (3)}$$

Os gráficos destas propriedades sob a forma de gráfico de contorno foram construídos utilizando o software Design Expert 7.0.1 (Stat-Ease, Inc., Minneapolis, MN). As respostas de sete formulações foram ajustadas a um modelo cúbico especial.

Análise de regressão por mínimos quadrados parciais como técnica de dados multivariados

Os mínimos quadrados parciais (PLS) são um método para construir modelos preditivos quando os factores são muitos e altamente colineares. Note-se que a tónica é colocada na previsão das respostas e não necessariamente na tentativa de compreender a relação subjacente entre as variáveis. Por exemplo, o PLS não é normalmente adequado para excluir factores que têm um efeito negligenciável na resposta. No entanto, quando a previsão é o objetivo e não há necessidade prática de limitar o número de factores medidos, o PLS pode ser uma ferramenta útil. Nos mínimos quadrados parciais, as pontuações X e Y são escolhidas de modo a que a relação entre dois pares sucessivos de pontuações seja tão forte quanto possível. Em princípio, isto é como uma forma robusta de análise de redundância, procurando direcções no espaço dos factores que estão associadas a uma elevada variação nas respostas, mas orientando-as para direcções que são previstas com precisão.

Demonstração de técnicas de análise multivariada

A aplicação de técnicas de dados multivariados, designadas por conceção de experiências (DoE) e regressão por mínimos quadrados parciais (PLSR), envolve o conceito de "concepções de mistura" para alterar a composição da mistura e explicar como essas alterações afectarão as propriedades da mistura. [Geladi, P, 1986] A composição das misturas de nanoemulsões é optimizada utilizando o desenho de mistura em rede Simplex. Este projeto é selecionado porque minimiza a variância associada às estimativas dos coeficientes no modelo e também reduz o número de ensaios.

Utiliza-se um desenho de mistura em rede simplex para otimizar a composição das nanoemulsões. O tamanho das gotículas e a taxa de permeação dos BAs das nanoemulsões desenvolvidas são medidos e os componentes da mistura e as variáveis de resposta são relacionados utilizando uma equação polinomial com análise estatística através do software Design-Expert® 7.0.1. O valor dos coeficientes mostra o efeito destas variáveis na resposta. As equações polinomiais incluem os coeficientes de interceção, os efeitos principais de primeira ordem e o termo de interação. Um sinal positivo do coeficiente indica um efeito sinérgico, enquanto um termo negativo indica um efeito antagónico sobre a resposta. Depois de gerar as equações polinomiais através da MLRA (análise de regressão linear múltipla) relacionando as variáveis dependentes e independentes, os componentes da mistura foram optimizados para as respostas críticas.

Análise de regressão por mínimos quadrados parciais

A regressão PLS analisa um conjunto de componentes que efectua uma decomposição simultânea das variáveis (A,B,C) e das respostas (Y1,Y2) com a restrição de explicar a máxima covariância possível entre elas. Para analisar o efeito da interação dos componentes da mistura, bem como dos termos polinomiais, foi selecionada a abordagem de regressão por mínimos quadrados parciais, onde foi gerado um novo conjunto de variáveis ortogonais obtidas como combinações lineares das variáveis originais. Estas variáveis foram calculadas de forma a evitar a colinearidade presente no bloco independente e a correlacioná-las com as respostas selecionadas. Os três componentes óleo, Smix e água foram selecionados como variáveis independentes e o coeficiente de permeabilidade e o tamanho das gotículas foram escolhidos como variáveis dependentes. A matriz de correlação com as variáveis independentes e dependentes com seus rótulos na Tabela 2 mostra as correlações entre as variáveis explicativas, com as variáveis dependentes e entre os dois grupos. As variáveis independentes e dependentes com a matriz de dados original foram expandidas para incorporar termos de interação e polinomiais antes de executar a PLSR.

Quadro 2 Misturas do projeto experimental geradas para a regressão PLS.

Mistura.	A	B	C	AB	BC	AC	A^2	B^2	C^2
NE-1	8	36	5	288	180	40	64	1296	25
NE-2	2	36	5	72	180	10	4	1296	25
NE-3	2	8	20	16	160	40	4	64	400
NE-4	4	18	5	72	90	20	16	324	25
NE-5	4	8	10	32	80	40	16	64	100
NE-6	2	18	10	36	180	20	4	324	100
NE-7	3	12	7	36	84	21	9	144	49

Em que A = % de óleo, B = % de Smix, C = % de água são as variáveis independentes selecionadas para o modelo PLSR

A seleção do melhor conjunto de variáveis independentes foi efectuada através de um algoritmo por etapas. A validade dos modelos resultantes foi avaliada através da análise da bondade do ajuste (R^2), da bondade da previsão (Q^2) e da análise ANOVA. Os dados foram verificados quanto à existência de valores anómalos, que foram removidos, se necessário. Para efeitos de previsão, foi utilizado um modelo que apresenta a menor soma de quadrados prevista (PRESS). O PRESS foi avaliado através de um procedimento de validação cruzada leave-one-out, uma opção disponível na maioria dos softwares que podem lidar com análises quimiométricas. O software EXCEL-Stat foi utilizado para efetuar a PLSR nesta investigação.

Demonstração de técnicas de análise multivariada

Utilizou-se um desenho de mistura em rede simples para otimizar a composição das nanoemulsões. O tamanho das gotículas e a taxa de permeação dos BAs das nanoemulsões desenvolvidas foram medidos e os componentes da mistura e as variáveis de resposta foram relacionados utilizando uma equação polinomial com análise estatística através do software Design-Expert® 7.0.1. O valor dos coeficientes mostra o efeito dessas variáveis na resposta. As equações polinomiais incluem os coeficientes de interceção, os efeitos principais de primeira ordem e o termo de interação. Um sinal positivo do coeficiente indica um efeito sinérgico, enquanto um termo negativo indica um efeito antagónico sobre a resposta. Depois de gerar as equações polinomiais através da MLRA (análise de regressão linear múltipla) relacionando as variáveis dependentes e independentes, os componentes da mistura foram optimizados para as respostas Y1 e Y2. O resultado da equação polinomial para as respostas selecionadas foi obtido através do software Design expert, conforme apresentado nas Eq. 8 e Eq. 9.

Tamanho da gota Y1 = +34,66 *A +16,95 *B +11,81 *C +0,61* AB +15,63* AC+ 68,35 *BC- 400,6 *ABC ....(r^2= 0.998) Eq. 8

Permeação acumulada [gg/cm^2] Y2 = +20,19 * A+23,35* B +23,60*C-2,55 *AB - 5,15 *AC - 10,81 *BC+28,2 *ABC...........(r2=0.998) Eq. 9

As Eqs. (8) e (9) podem ser utilizadas para calcular os valores previstos para outras formulações no espaço de conceção. A equação tem uma boa capacidade de previsão. A comparação das respostas observadas e previstas foi efectuada de forma crítica e o erro de previsão percentual também foi calculado em relação às respostas observadas.

Quando a proporção de Smix era próxima de 1:1 (w/w), o tamanho das gotículas da nanoemulsão era menor. A permeação dos ácidos boswelicos a partir da nanoemulsão foi elevada, uma vez que o tamanho reduzido das gotículas da nanoemulsão facilita a penetração do fármaco para absorção tópica. A absorção tópica é influenciada pelo tamanho da nano gotícula no veículo e pelo coeficiente de partição. A solubilidade do fármaco no veículo também aumenta devido ao facto de o IPM e o Transcutol P estarem presentes na nanoemulsão, o que contribui para aumentar a penetração.

A partir dos diagramas pseudo-ternários, foram escolhidas gamas adequadas dos componentes e as concentrações reais das variáveis independentes foram transformadas, tendo sido medidos o tamanho das gotículas e a taxa de permeação dos BAs a partir das nanoemulsões desenvolvidas. Os resultados das respostas observadas e previstas são apresentados no **Quadro *1***

Quadro 1 Valores reais das variáveis geradas, tamanho médio das gotículas e permeação cumulativa de sete formulações diferentes de acordo com o projeto de mistura.

Código da mistura	Valor dos componentes da formulação			Resposta: Y1 Tamanho da gota[nm]		Resposta: Y2 Qn permeação [gg/cm²]		% Erro de predi cção	% Erro de predi cção
	A	B	C	Resultado experimental	Resultado previsto	Resultado da experiência	Resultado previsto	Y1	Y2
NE-1	8	36	5	23.38±1.98	22.01	20.95 ±2.54	22.01	5.85	5.05
NE-2	2	36	5	21.8 ±2.35	22.51	20.44 ±1.28	22.51	3.25	10.01
NE-3	2	8	20	29.31±3.45	21.59	19.48 ±1.54	21.59	0.26	10.83
NE-4	4	18	5	12.89±1.25	23.54	19.17 ±2.45	23.54	8.26	2.27
NE-5	4	8	10	18.48±2.84	22.91	23.24±4.01	22.91	2.39	1.41
NE-6	2	18	10	15.98±3.21	23.32	25.15±1.47	23.32	4.59	7.27
NE-7	3	12	7	25.33±2.24	21.99	20.48±2.78	21.99	13.1	7.37

Onde A = Quantidade de óleo, B = Quantidade de Smix, C = Quantidade de água como variáveis independentes. Os dados relativos ao tamanho médio das gotículas (Y1) e à permeação cumulativa (Y2) foram apresentados como média ± DP (n= 3).

O valor da precisão adequada foi superior (deveria ser >4) Foi ainda utilizado um modelo cúbico especial para

nevigorar o espaço de conceção. Os coeficientes de regressão para as respostas medidas são apresentados em,

Quadro *0* Os modelos gráficos da dimensão das gotículas e da quantidade cumulativa de ácidos boswelicos permeados foram construídos sob a forma de gráficos de contorno (*Fig. 4*).

Quadro 0 Coeficientes de regressão das respostas medidas.

Modelo cúbico especial					
Coeficientes	**Yi**	**Y2**	**Coeficientes**	**Yi**	**Y2**
Std. Dev.	4.99	4.20	R-quadrado	0.9223	0.9163
Média	22.09	21.68	R-quadrado ajustado	0.9114	0.9187
C.V. %	22.60	19.38	R quadrado previsto	0.9012	0. 9001
IMPRENSA	28862.80	20434.79	Precisão adequada	4.848	6.032
Valor P	0.0014	0.0043	Modelo Valor F	1.25	0.79

Foi escolhida uma formulação optimizada através da sobreposição dos gráficos de contorno das duas respostas. O espaço de design revelado é mostrado no gráfico de sobreposição.

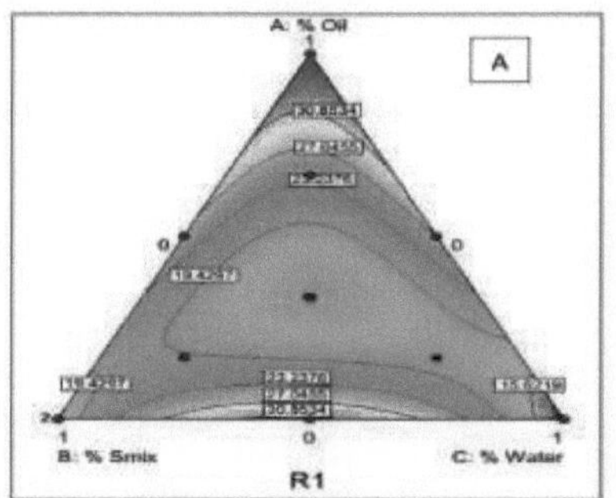

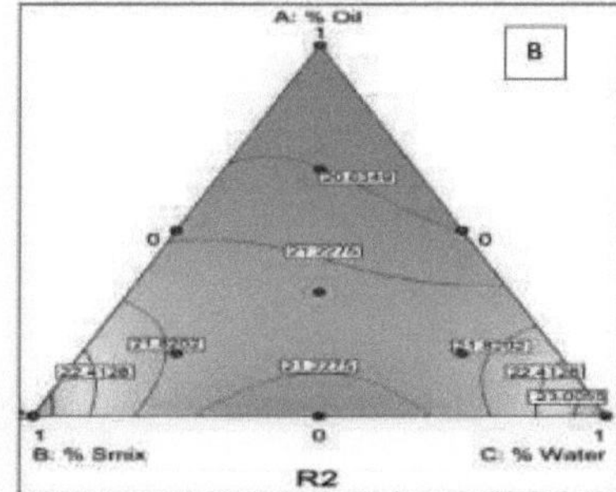

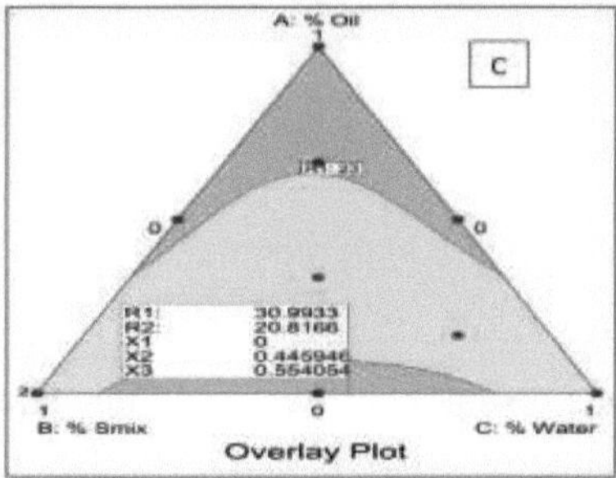

Figura 1 *Gráficos de contorno para Y1 - Tamanho da gota (Fig. 4-5 A), Y2 -*

Absorção percutânea (Fig. 4-5 B) e gráfico de sobreposição (Fig. 4-5 C) da sobreposição dos gráficos de contorno das duas respostas.

Otimização por função de desejabilidade

As respostas relativas ao tamanho da gota (Y1) e à permeação cumulativa (Y2) foram transformadas nas escalas de desejabilidade d1 e d2, respetivamente. Y1 tinha de ser minimizado, enquanto Y2 tinha de ser maximizado. A função objetivo global (D) foi calculada pela Eq. (3). O modelo também foi ajustado com um modelo polinomial cúbico especial e optimizado pelo método de seleção de variáveis do "subconjunto total" após o cálculo com uma largura de passo de 0,1, o valor máximo da função de desejabilidade (1,00) foi obtido em A: 0, B: 0,45, C: 0,55. Para confirmar a adequação do modelo para a previsão, foi preparado um lote de formulação com a composição óptima. Os resultados apresentados na **Tabela *2*** demonstram que o modelo apresentou boa previsibilidade.

Tabela 2 Os valores previstos e os resultados experimentais da NE carregada com BSE preparada nas condições óptimas.

Componentes da mistura	Valor previsto de Gráfico de sobreposição	Valor experimental	% de desvio
Óleo	0	2	----
Smix	0.44	18	----
Água	0.55	10	----
Tamanho da gota (nm)	30.99 ± 3.99	23.38 ± 1.19	0.32
Permeação acumulada (µg/cm2)	20.81 ± 2.74	23.98 ± 3.52	0.13

Desvio (%) = [(valor previsto - valor experimental)]/valor experimental x 100.

(Os dados apresentados são a média ± SEM)

A quantidade adequada de componentes escolhida para a formulação óptima de 30 ml de NE carregada com BSE foi a seguinte Miristato de isopropilo: 2ml, Tween

80:Transcutol P (Smix): 18 ml (12:6) e água: 10 ml. Obteve-se uma boa concordância entre a previsão do modelo e a observação experimental. Vários factores podem influenciar a distribuição do fármaco num sistema de NE, dependendo das caraterísticas e proporções dos constituintes aplicados. Em geral, a NE tem uma tensão interfacial ultra-baixa, o que assegura uma excelente superfície de contacto entre a pele e o veículo em toda a área de aplicação, incluindo rugas e espaços microscópicos. Além disso, M. Yu e colaboradores explicaram que a baixa tensão interfacial e o teor de óleo, água e Smix flutuavam de forma contínua e espontânea. Este fenómeno facilita a transição do fármaco do veículo hidrofílico para a secção muito lipofílica do estrato córneo. A maior preocupação para a NE do tipo O/W era entrar na camada SC e penetrar na camada epiderme/derme, respetivamente. Mas o tamanho nanométrico das gotículas de NE reduziu a função de barreira. Além disso, a solubilidade na NE foi investigada como sendo muito superior à simples soma da solubilidade na composição isolada, devido à interação das moléculas do fármaco e do local de solubilização na película interfacial.

A regressão PLS analisa um conjunto de componentes que efectua uma decomposição simultânea das variáveis (A,B,C) e das respostas (Y1,Y2) com o constrangimento de explicar a máxima covariância possível entre elas. Para analisar o efeito da interação dos componentes da mistura, bem como dos termos polinomiais, foi selecionada a abordagem de regressão por mínimos quadrados parciais, onde foi gerado um novo conjunto de variáveis ortogonais obtidas como combinações lineares das variáveis originais. [Estas variáveis foram calculadas de forma a evitar a colinearidade presente no bloco independente e a correlacioná-las com as respostas escolhidas. Os três componentes óleo, Smix e água foram selecionados como variáveis independentes e o coeficiente de permeabilidade e o tamanho das gotículas foram escolhidos como variáveis dependentes, o que mostra correlações entre as variáveis explicativas, com as variáveis dependentes e entre os dois grupos.

O PLS tem várias vantagens sobre a regressão múltipla - pode ser utilizado em dados multicolineares, pode ser incluído um grande conjunto de variáveis preditivas e podem ser modeladas várias variáveis de resposta em simultâneo. [Wold, H, 1882]

Nas componentes principais das matrizes X (independente) e Y (dependente) que produzem pontuações factoriais para X e Y. Estas novas variáveis, pontuações X, geralmente designadas por *t*, são os preditores de Y e, ao mesmo tempo, modelam X. As pontuações X são as combinações lineares das variáveis X originais estimadas com os coeficientes de ponderação designados por *w*. As pontuações X multiplicadas pelas cargas *p* são "bons resumos" de X. Da mesma forma, as pontuações Y, designadas por *u*, multiplicadas pelas ponderações *c* resumem as variáveis Y. Tanto as pontuações X como Y são calculadas de forma a manter os resíduos baixos, enquanto os pesos são calculados com a intenção de maximizar a covariância entre as respostas e as pontuações dos factores associados. Mais tecnicamente, a matriz X é decomposta na matriz de pontuação T, carregando a matriz P e a matriz de erro E. Da mesma forma, a matriz Y é decomposta na matriz de pontuação U, carregando a matriz Q e na matriz de erro F, ambas com a seguinte forma

$X = TPT - E$ ....*Eq. (1)*

$Y = UQT + F$ ....*Eq. (2)*

No procedimento "leave-one-out" (procedimento jackknife), um caso é o "hold-out" quando o modelo é construído com base noutros e depois testado nesse caso "hold-out"; o procedimento é repetido n vezes e de cada vez é utilizado outro caso para validação. [Manne, R, 1987]

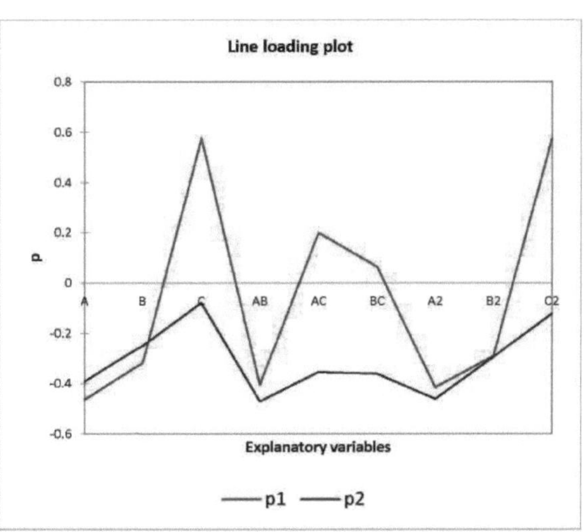

Figura 6 Gráfico de carga de linha das variáveis explicativas com a sua interação e termos polinomiais.

As cargas e os pesos indicam o grau de contribuição de uma variável independente para a componente latente. Os pesos X representam a correlação das variáveis independentes (X) com as pontuações das variáveis dependentes (Y), enquanto (X) loadings representam os cossenos angulares da direção da linha de melhor ajuste. (Marengo, E, 1991)

A análise de regressão múltipla deve ser efectuada depois de se assegurar que muitos pressupostos são satisfeitos (por exemplo, multicolinearidade). A PLS não requer quaisquer pressupostos. Por isso, é amplamente utilizado. Uma área limitada mostra as combinações das variáveis que resultarão na formação da nanoemulsão. O PLSR pode ser utilizado para resolver este problema. Os modelos PLS são frequentemente utilizados para fins de previsão e não de interpretação.

A informação combinada de cargas e pontuações é apresentada na Figura 3. As linhas de Kp e do tamanho da gota estão presentes nos diferentes quadrantes e os pontos não se situam em torno do ponto médio (0,0). As interações BC e AC estão situadas perto da linha da dimensão da gota, o que indica que os factores A, B e C e a dimensão da gota têm uma correlação positiva. Por outro lado, a linha de Kp está no quadrante oposto às linhas de A, B, A^2, B2, AB, indicando um tipo de relação oposta.

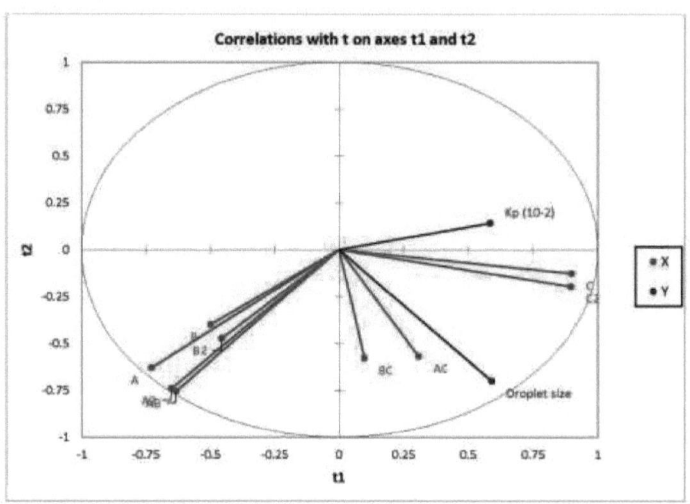

Figura 7 Correlação das variáveis latentes através da pontuação e dos gráficos de carga das respostas críticas.

O Q^2 (índice de qualidade) foi de 0,89. Este revela um melhor poder de previsão. A raiz quadrada média do valor do erro (RMSEV) da PLSR foi mais próxima de zero (1,25) em comparação com o modelo de rede simplex (12,98), enquanto o valor PRESS do modelo foi de (8,36) no caso da PLSR e de 34,69 no contexto do modelo Simplex, o que revela uma maior capacidade de previsão da ferramenta PLSR. Por conseguinte, conclui-se que a PLSR provou ser uma ferramenta quimiométrica eficaz para prever com exatidão as respostas. A utilização da PLS e a sua validação cruzada ativa tornam os resultados mais estáveis e fiáveis.

Avaliação do hidrogel à base de NE [NBH]

A viscosidade do hidrogel à base de nanoemulsão [NBH] foi medida a 25°C utilizando o viscosímetro Brookfield com um fuso S96 rodado a 10 rpm. O pH da formulação preparada de NBH foi medido utilizando um medidor de pH digital a 25°C em triplicado. A capacidade de espalhamento do hidrogel à base de nanoemulsão foi determinada colocando 0,5 g de NBH num círculo de 1 cm de diâmetro pré-marcado numa placa de vidro, sobre a qual é colocada uma segunda placa. Deixa-se repousar um peso de 50 g sobre a placa de vidro superior durante 5 minutos. O aumento do diâmetro foi registado.

Experiências de permeação in-vitro

Estudo de difusão de fármacos in-vitro

Os estudos de difusão in vitro dos ácidos boswelicos das nanoemulsões foram efectuados utilizando uma célula de difusão de Franz modificada ligada a um banho de água termostático a 25°C±1°C. Foi utilizada uma membrana de diálise (MWCO: 12.000 Da, Himedia), com um tamanho de poro de 0,45^m. Foi colocado um grama de nanoemulsão carregada com o fármaco no compartimento dador. O compartimento recetor foi preenchido com tampão fosfato (pH 7,4) como meio de diálise a 25 °C±1°C e 400 rpm num agitador magnético. As alíquotas foram periodicamente retiradas do compartimento recetor, a intervalos de tempo adequados, através de um tubo lateral e analisadas por HPLC.

Estudo de irritação cutânea

O teste de irritação cutânea foi efectuado em ratos *Sprague Dawley* machos, com um peso de 250-300 g. Os animais foram alojados em gaiolas com acesso livre a água da dieta padrão, administrada ad libitum. Uma dose única de 10 mg do hidrogel de nanoemulsão foi aplicada na orelha esquerda do rato, com a orelha direita como controlo. O desenvolvimento do eritema foi monitorizado durante 6 dias.

Estudo farmacodinâmico in vivo utilizando edema de pata de rato induzido por carragenina

Os ratos *Sprague Dawley* machos pesando (250-300 gm, 12-14 semanas de idade) foram alojados em gaiolas com acesso livre a uma dieta padrão, tendo sido dada água ad libitum. Os ratos foram aclimatados ao meio envolvente durante uma semana antes da experiência. O protocolo experimental foi aprovado pelo Comité Institucional de Ética na Experimentação Animal da Faculdade de Farmácia da Universidade Dharmsinh Desai, Nadiad, Índia [Reg. n.°/data: n.° 1338/c/CPCSEA, 07/04/2010], de acordo com as orientações do CPCSEA, Ministério da Justiça Social e da Experimentação, Governo da Índia, com o protocolo aprovado n.° DDU/FOP/14/04, datado de 12 de setembro de 2010, e com o protocolo n.° DDU/FOP/14/04, datado de

12 de dezembro de 2010, do Ministério da Justiça Social e da Experimentação, Governo da Índia: DDU/FOP/14/04, datado de 19 de março de 2014. As diretrizes do comité foram seguidas para os estudos de permeação cutânea, irritação cutânea e anti-inflamatórios. O método do edema da pata traseira induzido por carragenina foi utilizado para examinar o efeito anti-inflamatório da formulação optimizada de hidrogel à base de nanoemulsão. Os ratos foram submetidos a um jejum de 12 horas antes do tratamento, embora a água estivesse acessível durante o período de jejum. Os ratos Sprague Dawley machos foram distribuídos aleatoriamente em três grupos, cada um contendo seis animais. Grupo I (n=6): serviu de controlo normal; recebeu gel de Carbopol simples sem fármaco. Grupo II (n=6): serviu como grupo padrão; recebeu gel de piroxicam padrão. Grupo III (n=6): serviu como grupo de teste; recebeu uma formulação de hidrogel à base de nanoemulsão. A suspensão de carragenina em solução salina normal 0,1 ml 1% (v/v) foi injectada por via intradérmica na região subplantar da pata traseira direita dos ratos. Cada composto de ensaio foi aplicado topicamente 1 h antes da injeção de carragenina. Utilizou-se o paquímetro digital [RSK, Mumbai] para medir a largura e a espessura da pata antes e 1 ^{primeira}, 2 ^{segunda}, 3 ^{terceira}, 4 ^{terceira} e 5 ^{quinta} horas após a injeção de carragenina. O volume da pata foi então calculado a partir da medição da largura (a) e da espessura (b) utilizando a seguinte Eq. (6)

$$\text{Volume} = \pi \times a^2 \times b \qquad \text{......Eq. 6}$$

A percentagem de inibição do edema da pata foi calculada para cada grupo em relação ao grupo de controlo tratado com o veículo, utilizando a fórmula:

Percentagem de inibição do edema = $(1\text{-}V/Vc)$ * 100

Onde, Vt é o aumento inflamatório do volume da pata nos grupos de teste e Vc é o aumento inflamatório do volume da pata no grupo de controlo normal de ratos. A percentagem de inibição do edema é proporcional à atividade anti-inflamatória.

Estudo de difusão in-vitro:

Foram efectuados estudos de difusão in vitro para garantir a libertação do fármaco antes dos estudos de permeação cutânea ex vivo. Os perfis de libertação dos ácidos boswelicos das diferentes formulações de nanoemulsão estão ilustrados na Fig. 1.8. Youenang Piemi et al. referiram que as gotículas modificadas pela carga superficial tinham uma influência significativa na afinidade de ligação das gotículas à pele, o que poderia promover a biodisponibilidade dos fármacos. Verificou-se uma maior taxa e extensão da permeação do fármaco. Além disso, uma concentração mais elevada de fármaco no veículo de nanoemulsão resultou num gradiente de concentração elevado, que pode ser o principal mecanismo de permeação de fármacos na membrana. O lote NE-7 foi excluído para estudos posteriores devido à sua fraca estabilidade termodinâmica.

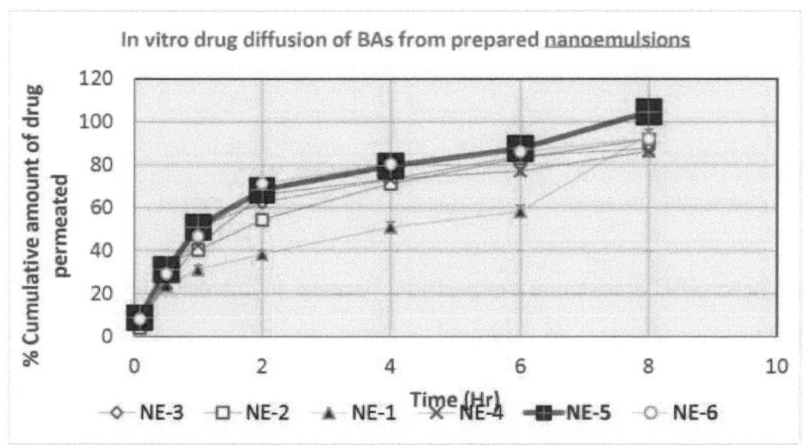

***Figura: 8** Perfil de difusão in vitro das formulações nanoemulsionadas preparadas*

Estudo de permeação cutânea ex-vivo

O estudo de permeação cutânea ex-vivo foi realizado utilizando uma célula de difusão de Franz modificada com uma área difusional efectiva de 7,03 cm^2 e 15 ml de capacidade da câmara recetora. As amostras de pele foram preparadas removendo a gordura subcutânea e os tecidos conjuntivos, lavadas e examinadas quanto à sua integridade. A pele foi embebida na solução recetora durante 1 h antes da experiência de permeação. A amostra de pele foi então fixada entre o dador e a câmara recetora das células de difusão vertical. As amostras foram colocadas suavemente na câmara dadora e a câmara recetora foi enchida com PBS (pH 7,4) e termicamente regulada a

25°C±1°C. A solução na câmara recetora foi agitada com um agitador magnético a 100 rpm durante toda a experiência. As amostras foram retiradas às 0,5, 1, 2, 4, 6 e 8 horas, filtradas através de um filtro de membrana de 0,45 µm e analisadas quanto ao teor de permeante de BAs utilizando o método HPLC. O cálculo dos dados de permeação foi efectuado traçando o gráfico da quantidade cumulativa de fármaco permeado através da pele [$\mu g/cm^2$] em função do tempo [t, h] para a formulação.

O fluxo em estado estacionário [Jss] foi calculado dividindo o declive da parte linear do gráfico pela área da célula de difusão. O coeficiente de permeabilidade [KP] e o rácio de melhoria (Er) foram calculados utilizando as equações 4 e 5, respetivamente

$$K_p = \frac{J_{ss}}{C_0}$$ ....Eq. 4

$$E_r = \frac{J_{ss} \text{ of formulation}}{J_{ss} \text{ of control}}$$ ....Eq. 5

A formulação NBH apresentou um perfil de permeação cutânea significativo. O perfil de permeação cutânea do hidrogel à base de nanoemulsão (NBH) foi significativamente diferente quando comparado com o do gel de Carbopol (CG) (Fig. 1.9). A diferença significativa na permeação de BAs entre o NBH e o GC deveu-se provavelmente ao tamanho médio das gotículas da fase interna. Os NBH podem atuar como reservatórios de fármaco, onde este é libertado da fase interna para a fase externa e depois para a pele. [29] Além disso, devido aos pequenos diâmetros das gotículas de NBH, as gotículas oleosas podem ser incorporadas no estrato córneo e as moléculas de fármaco podem ser diretamente libertadas das gotículas oleosas para o estrato córneo sem uma transferência através da fase hidrofílica das nanoemulsões.

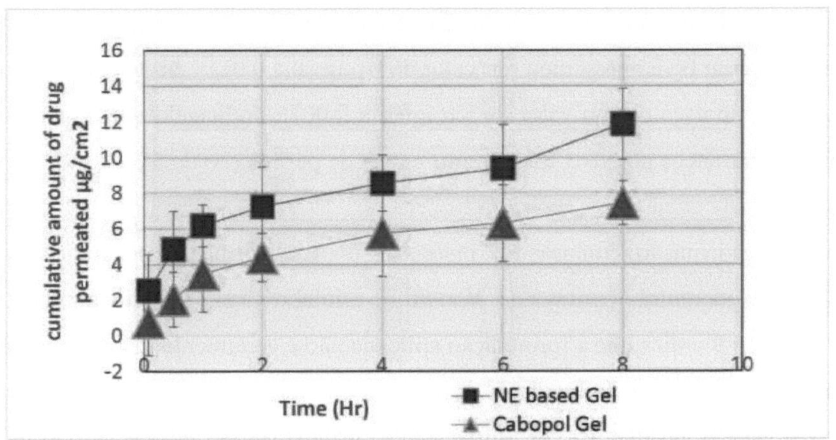

Figura: 9 *Perfil de permeação cutânea percutânea ex-vivo do hidrogel à base de NE, e do gel de Carbopol.*

Análise de dados de permeação:

Os parâmetros de permeabilidade, como o fluxo em estado estacionário (Jss), o coeficiente de permeabilidade (Kp) e o rácio de melhoria (Er), foram mais elevados nas nanoemulsões e na formulação de hidrogel à base de nanoemulsão [NBH] em comparação com o GC. Isto deve-se ao facto de as nanoemulsões e os excipientes NBH conterem potenciadores de permeação como o IPM e o Transcutol P. O resultado mostra que a formulação optimizada de nanoemulsão e o hidrogel à base de NE mostraram um fluxo melhorado (Jss) e um coeficiente de permeabilidade (Kp) em comparação com o gel de Carbopol simples. O NE-5 optimizado apresentou o fluxo mais elevado de 0,306 ± 0,011 $\mu g/cm^2/h$., no caso do hidrogel à base de NE apresentou 0,137± 0,058 µg/cm2/h enquanto

O gel de carbopol apresentou 0,0944 ± 0,019$\mu g/cm^2/h$. . Em comparação com o gel de carbopol, o aumento de 3,25 vezes na

O fluxo de 1,45 vezes foi observado no caso da nanoemulsão líquida, bem como no caso do hidrogel à base de NE. O rácio de aumento mais elevado (Er) foi de 4,574 e 1,59, respetivamente. Como a viscosidade da nanoemulsão é muito inferior à do hidrogel à base de NE, a mobilidade dos fármacos na nanoemulsão é mais fácil. Além disso, as nanoemulsões afectam a estrutura do estrato córneo e reduzem a barreira difusional, actuando como um potenciador da permeação. [30,31] No presente estudo, o NBH carregado com BSE apresentou um valor de Kp igual a 0,0119 cm/h; enquanto o gel de Carbopol apresentou um valor de Kp igual a 0,0075, indicando que a taxa de permeação dos fármacos no NBH foi superior à taxa de permeação do CG.

Estudo de irritação cutânea

O teste de irritação cutânea foi realizado para confirmar a segurança da formulação de nanoemulsão optimizada. Van-Abbe e colaboradores mencionaram que um valor entre 0 e 9 indica que a formulação aplicada não é geralmente irritante para a pele humana [32]. A pontuação média de irritação da pele para o NBH foi de 2,42 ± 0,76. A partir destes resultados, conclui-se que a formulação de hidrogel à base de nanoemulsão é segura para ser utilizada na administração tópica de medicamentos.

Anti-inflamatório in vivo utilizando edema de pata induzido por carragenina

A injeção intraplantar de carragenina na pata traseira de ratos induziu um aumento da espessura da pata. Este edema teve um início rápido e atingiu um pico 5 horas após o desafio. O pré-tratamento com hidrogel à base de NE contendo BAs, gel padrão de Piroxicam, resultou numa inibição de 31% e 29% do edema da pata, respetivamente, às 5 horas, em comparação com o gel de Carbopol simples.

Os princípios activos à base de plantas serão libertados muito mais rapidamente do NBH do que do gel de Carbopol simples, o que poderá aumentar acentuadamente a concentração do medicamento. É evidente a partir dos dados (fig.
1,10) que o hidrogel à base de NE no pré-tratamento mostrou uma inibição percentual significativa ($p<0,05$) do edema em comparação com o gel de Carbopol simples, o que pode ser devido ao aumento da permeação dos ácidos boswelicos através da pele. Como resultado, o aumento da concentração do fármaco no estrato córneo da pele aumentaria significativamente a permeação.

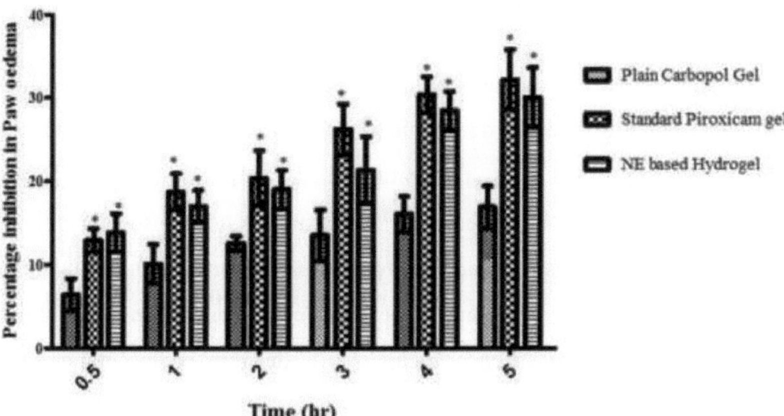

Figura: 10 *Efeito inibitório dependente do tempo da aplicação tópica de hidrogel à base de NE de ácidos boswélicos contra o edema de pata induzido por carragenina em ratos. Os dados são expressos como média ± S.E.M. (n = 6/grupo). Os asteriscos denotam níveis de significância em comparação com os valores de controlo. *p < 0.05.*

Conclusão

O potencial terapêutico da nanoemulsão de ácidos boswelicos para administração tópica é demonstrado através de técnicas de dados multivariados. Os modelos estatísticos da regressão PLS mostraram boas capacidades de previsão da permeabilidade dos ácidos boswelicos da nanoemulsão com o seu tamanho de gota estreito de componentes. Os resultados sugerem que os componentes da nanoemulsão desempenham um papel fundamental no efeito de aumento da permeabilidade. Em comparação com o gel de Carbopol, a capacidade de permeação cutânea dos ácidos boswelicos foi significativamente aumentada pela nanoemulsão. A dose de BSE utilizada para tratar a inflamação pode ser reduzida devido à elevada solubilidade do fármaco na nanoemulsão e à maior capacidade de permeação do nanogel de BAs, o que confere um efeito anti-inflamatório significativo. A presente investigação centrou-se no desenvolvimento da formulação de um novo sistema de administração de fármacos à base de nanoemulsão contendo extrato de *Boswellia serrata*, que pode proporcionar uma iniciativa e uma faceta importantes para o tratamento da inflamação.
melhorar a biodisponibilidade. A utilização de ferramentas quimiométricas é também favorecida pela FDA nesta era da qualidade desde a conceção e da tecnologia analítica de processos.

Referências

Ajazuddin Saraf, S Aplicações de novos sistemas de administração de medicamentos para formulações à base de plantas. *Fitoterapia*, 2010; 81; 7: 680-9.

Charles Lovelyn, Anthony A. Attama Estado atual das nanoemulsões na administração de medicamentos *Journal of Biomaterials and Nanobiotechnology*, 2011; 2: 626-639.

Gasco M.R., Pattarino F., Experimental design and partial least squares. *Int J Pharm*, 1993;91:157-165

Geladi, P. e Kowalski, B.R., Partial least-squares regression: a tutorial. *Anal, Chim. Aeta* 1986;185:1-17.

Gould, P.L., Métodos de otimização para o desenvolvimento de formas de dosagem. *Int. J. Pharm*. Tech. Prod. Mfr., 1984;5:19-24.

Grampurohit, Nirmala Ravikumar, Padmini Mallya, Rashmi , Microemulsions For Topical Use A Review, *Indian J.Pharm Res*. 2011; 45 (1): 100-107.

H. Wu, M. White, M.A. Khan, Quality-by-Design (QbD): uma abordagem integrada de tecnologia analítica de processo (PAT) para uma caraterização dinâmica do processo de co-precipitação farmacêutica e desenvolvimento do espaço de conceção do processo, *Int. J. Pharm*. 2011;405: 63-78.

Hu, Jan, Gerbeth, Kathleen, Fricker, GertSetzer, Constanze, Zirkel, Ju Effect of PhospholipidBased Formulations of Boswellia serrata Extract on the Solubility, Permeability, and Absorption of the Individual Boswellic Acid Constituents Present. *Journal of Natural Products*. 2012; 75: 1675-1672.)

ICH Q8 (R1), Desenvolvimento Farmacêutico. Parte I: Desenvolvimento Farmacêutico, 2008, disponível em http://www.ich.org

ICH Q9, Projeto de diretriz de consenso: Quality Risk Management, 2008, disponível em http://www.ich.org.

J. Huang, G. Kaul, C. Cai, R. Chatlapalli, P. Hernandez-Abad, K. Ghosh, A. Nagi, Quality by design case study: an integrated multivariate approach to drug product and process development, *Int. J. Pharm.* 2009; 382 (1-2):23-32.

Manne, R., Analysis of two partial least-squares algorithms for multivariate calibration (Análise de dois algoritmos de mínimos quadrados parciais para calibração multivariada), *Chemometrics lntell. Lab. Systems*, 1987;2:187-197.

Marengo, E. e Todeschini, R., Um método rápido para o cálculo de coeficientes de mínimos quadrados parciais. *Chemometrics Intel. Lab. Systems*, 1991;12:117-120.

Nasr M. N. Implementação da qualidade desde a conceção (QbD): situação, desafios e próximos passos. FDA

Comité Consultivo para as Ciências Farmacêuticas.

Pattarino F, Marengo E. Gasco M.R. Carpignano R., Design experimental e mínimos quadrados parciais no estudo de misturas complexas: microemulsões como transportadores de medicamentos. *Int J Pharm.* 1993;91: 157-165.

T. P. U. Ravi e T. Padma, "Nanoemulsions for Drug Delivery through Different Routes," (Nanoemulsões para administração de medicamentos através de diferentes vias).

Investigação em Bio-tecnologia. 2011; 2(3): 1-13.

Administração de Alimentos e Medicamentos dos EUA. Orientações para a indústria: Q8 Desenvolvimento Farmacêutico, EUA

Departamento de Saúde e Serviço Humano, FDA, Rockville, MD, maio de 2006.

Wold, H., Soft modeling: A conceção básica e algumas extensões. Em Joereskog, K.G. e Wold, H. (Eds), Systems under Indirect Observation: Causility-Structure-Prediction. II. North Holland, Amsterdão, 1982, 1-54.

Wold, Herman The, Goal , Partial Least Squares (PLS) Regression. Dallas

2003: 1-7.
Eriksson, L., Johansson, E., Wikstrom, C., Mixture design: design generation, PLS analysis, and model usage. Chemomet. Intell. Lab. Syst. 1998;43: 1-24.
Weiwei Zhu, Aihua Yu, Weihong Wang, Conceção da formulação da microemulsão para administração dérmica de penciclovir. Int J Pharm, 2008;360:184-190.
Liu, Y., Zhang, P., Feng, N., Zhang, X., Wu, S., Zhao, J. Otimização e absorção intestinal in situ de um sistema de administração de fármacos auto-microemulsionantes de oridonina. Int. J. Pharm. 2009;365: 136-142.
Wold, H., Soft modeling: A conceção básica e algumas extensões. Em Joereskog, K.G. e Wold, H. (Eds), Systems under Indirect Observation: Causility-Structure-Prediction. II. North Holland, Amsterdão, 1982, 1-54.
Geladi, P. e Kowalski, B.R., Partial least-squares regression: a tutorial. Anal, Chim. Aeta 1986;185:1-17.
Manne, R., Analysis of two partial least-squares algorithms for multivariate calibration (Análise de dois algoritmos de mínimos quadrados parciais para calibração multivariada), Chemometrics lntell. Lab. Systems, 1987;2:187-197.
Gasco M.R., Pattarino F., Experimental design and partial least squares in Journal of Pharmaceutics, 1993;91:157-165
Marengo, E. e Todeschini, R., Um método rápido para o cálculo de coeficientes de mínimos quadrados parciais. Chemometrics Intel. Lab. Systems, 1991;12:117-120.
Sonneville-Aubrun, O., Simonnet, J.-T., L'Alloret, F., Nanoemulsions: a new vehicle for skincare products. Adv. Colloid Interface Sci. 2004;108-109:145-149
Chen H, Chang X, Du D, Li J, Xu H, Yang X., Microemulsion-based hydrogel formulation of ibuprofen for topical delivery. Int J Pharm, 2006;52:315.

Peltola S, Saarinen-Savolainen P, Kiesvaara J, Suhonen TM, Urtti A., Microemulsions for topical delivery of estradiol. Int J Pharm, 2003;254:99-107.

Saji Uthaman, Snima, Annapoorna, Ravindranath, & Shanti, Novel Boswellic acids Nanoparticles induz a morte celular em células de cancro da próstata. J Natural Products, 2012;5:100-108.

Goel, Jalees, Mohan, 3-Acetil-11-ceto-b-boswellic acid loaded-polymeric nanomicelles for topical anti-inflammatory and anti-arthritic activity J. Pharm. Pharmacol. 2010;62:273-278 DOI : 10.1211/jpp/62.02.0016

Dreher F, Walde P, Walter P, Wehrli E., Interação de um gel de microemulsão de lecitina com o estrato córneo humano e o seu efeito no transporte transdérmico. J Control Rel. 1997;45:131-140.

Eriksson, L., Johansson, E., Wikstrom, C., Mixture design: design generation, PLS analysis, and model usage. Chemomet. Intell. Lab. Syst. 1998;43: 1-24.

Weiwei Zhu, Aihua Yu, Weihong Wang, Ruiqian Dong, Projeto de formulação de microemulsão para administração dérmica de penciclovir. Int J Pharm, 2008;360:184-190.

Liu, Y., Zhang, P., Feng, N., Zhang, X., Wu, S., Zhao, J. Otimização e absorção intestinal in situ de um sistema de administração de fármacos auto-microemulsionantes de oridonina. Int. J. Pharm. 2009;365: 136-142.

Wold, H., Soft modeling: A conceção básica e algumas extensões. Em Joereskog, K.G. e Wold, H. (Eds), Systems under Indirect Observation: Causility-Structure-Prediction. II. North Holland, Amsterdão, 1982, 1-54.

Geladi, P. e Kowalski, B.R., Partial least-squares regression: a tutorial. Anal, Chim. Aeta 1986;185:1-17.

Manne, R., Analysis of two partial least-squares algorithms for multivariate calibration (Análise de dois algoritmos de mínimos quadrados parciais para calibração multivariada), Chemometrics lntell. Lab. Systems, 1987;2:187-197.

Gasco M.R., Pattarino F., Experimental design and partial least squares in Journal of Pharmaceutics, 1993;91:157-165

Marengo, E. e Todeschini, R., Um método rápido para o cálculo de coeficientes de mínimos quadrados parciais. Chemometrics Intel. Lab. Systems, 1991;12:117-120.

Faiyaz Shakeel, Sanjula Baboota, Javed Ali, Nanoemulsões como veículos para a administração transdérmica de aceclofenac, AAPS PharmSciTech, 2007;8: E1-E9. DOI:10.1208/PT0804104

Giraldi, T., Perissin, L., Zorzet, S., Rapozzi, V., Ann. N.Y., Stress, melatonin and tumour progression in mice. Acad. Sci. 1994;719: 526-535.

Kawakami K, Yoshikawa T, Moroto Y, Kanaoka E, Takahashi K, Nishihara Y., Microemulsion formulation for enhanced absorption of poorly soluble drugs I. Prescription design J Control Release, 2002;81: 65-74.

Youenang Piemi, M.P., Korner, D., Benita, S., Marty, J.-P., Positively and negatively charged submicron emulsions for enhanced topical delivery of antifungal drugs. J. Control. Release 1999;58: 177-187.

Mei, Z.N., Chen, H.B., Weng, T., Yang, Y.J., Yang, X.L., Nanopartículas lipídicas sólidas e microemulsão para administração tópica de triptolide. Eur. J. Pharm. Biopharm. 2003;56:189-196.

Chang, X.L., Chen, H.B., Zhao, X.Z., Gao, Z.H., Xu, H.B., Yang, X.L., Determinação por cromatografia líquida de alta eficiência da triptolida em estudos de permeação in vitro Anal. Chim. Ata, 2005;534: 215-221

Changez, M., Varshney, M., Chander, J., Dinda, A.K., Effect of the composition of lecithin/n-propanol/isopropyl myristate/water microemulsions on barrier properties of mice skin for transdermal permeation of tetracaine hydrochloride: in vitro. Colloids Surf. B: Biointerf. 2006;50: 18-25. Van Abbe N. Exaggerated exposure in topical irritancy and sensitization testing (Exposição exagerada em testes de irritação e sensibilização tópica). J. Soc. Cosmet. Chem. 1975;26:173-187.

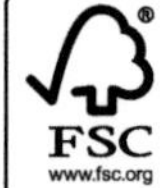

MIX
Papier aus verantwortungsvollen Quellen
Paper from responsible sources
FSC® C105338

Printed by Books on Demand GmbH, Norderstedt / Germany